MÉTHODE SCHLESINGER.

MALADIES DES YEUX,

GUÉRISON RADICALE

PAR LE SEUL MOYEN

DES VERRES DE LUNETTES,

DE TOUTES LES ALTÉRATIONS DE LA VUE,
SOIT DE NAISSANCE, SOIT DE CELLES QUI PEUVENT SURVENIR DANS
LE COURANT DE LA VIE;

PAR M. H. L. SCHLESINGER.

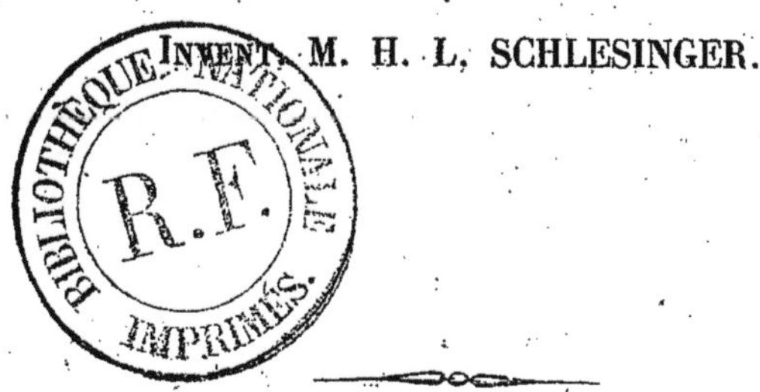

LYON.

CHEZ SAVY JEUNE, LIBRAIRE,

PLACE BELLECOUR, 10.

—

1848.

1849

AVANT-PROPOS.

Toute invention, quelles que soient sa nature et la branche d'industrie à laquelle elle appartienne, rencontre des obstacles; et quand elle est extraordinaire, c'est-à-dire quand elle a pour but d'introduire une branche d'industrie à laquelle personne n'avait songé auparavant, telle que l'application de la vapeur d'eau au mouvement des machines, l'inventeur est certain de trouver des adversaires à l'infini qui emploient tout leur crédit à jeter le ridicule sur sa découverte. Cependant, si l'inventeur ne perd pas courage, il arrive toujours qu'il rencontre des spéculateurs d'un esprit éclairé qui mettent sa découverte en valeur et la propagent dans le public.

Mais si l'invention est du domaine de la médecine, si elle a pour but de guérir radicalement des maladies réputées jusqu'alors incurables, par des moyens simples, qui n'ont eu avant son invention aucun rapport avec le traitement médical, l'inventeur est certain de rencontrer des obstacles infinis; et, pour qu'il réussisse à mettre non seulement sa découverte en valeur, mais encore à se rendre utile à l'humanité, il faut qu'il déploie une persévérance et une patience rares.

En effet, dans les arts industriels, il suffit de convaincre un seul homme; en médecine, il faut convaincre non seulement les malades, mais encore ceux qui ne le sont pas. Car le malade, indécis et méfiant, est porté à écouter les conseils de tout le monde.

D'après ces réflexions, je crois qu'il est de mon

devoir, malgré la répugnance que j'ai pour tout ce qui tient à la publicité, de mettre au jour cette brochure, afin de donner au public les preuves les plus évidentes que ma méthode est non seulement salutaire, mais qu'elle conduit toujours à la guérison.

Le traitement ne manque son effet que lorsque la maladie d'yeux a été causée par la masturbation et que le malade continue à s'affaiblir pendant que je lui donne mes soins; ou, lorsque la maladie d'yeux a été produite par une maladie siphilitique qui n'a été guérie qu'en apparence, et que le malade ne suit pas strictement mes recommandations, pour m'aider à purifier son sang. S'il arrive, par suite de ce dernier cas, que les deux yeux soient presque entièrement aveugles, ou bien qu'un œil soit aveugle, tandis que l'autre n'a conservé que peu de vue, à cause des matières étrangères qui se sont formées à l'intérieur et à l'extérieur des yeux, il faut que je parvienne à faire entièrement dissoudre les matières en question. Mais si les lunettes deviennent gênantes pour le malade, avant

que je sois parvenu à dissoudre entièrement les matières qui se sont ramassées dans l'intérieur et à l'extérieur des yeux ; il arrive souvent que, plusieurs
mois après que j'ai cessé de lui donner mes soins,
les yeux redeviennent de nouveau malades, et
retournent promptement à l'état où ils étaient
avant que le malade se soit mis entre mes mains.

MÉTHODE SCHLESINGER.

CHAPITRE PREMIER.

DES MALADIES D'YEUX AUXQUELLES S'APPLIQUE
MA MÉTHODE, ET DES MOYENS QUE J'EMPLOIE
POUR LES GUÉRIR.

Ma méthode s'applique à toutes les maladies d'yeux dans lesquelles le malade peut
mieux et plus agréablement voir avec des lunettes appropriées à sa vue qu'à l'œil nu.

Le traitement consiste dans l'emploi des
verres de lunettes, appropriées à l'état de la
maladie et en raison de la vue de chaque œil.
Le malade ne se sert de ses lunettes qu'en
lisant et en écrivant. Le traitement n'admet
concurremment avec lui, ni médicaments phar-
maceutiques, ni opérations chirurgicales, de
quelque nature que ce soit. Le traitement,

dans la plus stricte acception du mot, n'est absolument qu'un travail physique, mathématiquement calculé. Dès le commencement du traitement, je change les verres tous les jours ; plus tard, tous les deux ou trois jours, et je continue ainsi jusqu'à complète guérison.

Le traitement s'applique aux personnes des deux sexes, de l'âge de 15 à 80 ans, et la guérison s'opère de deux manières différentes :

1° De remettre le malade dans l'état de voir très-bien sans lunettes de près et de loin ;

2° Que le malade soit dans la nécessité de continuer de faire usage de lunettes pour la lecture, l'écriture, la couture, etc., etc. ; et les personnes qui ont la vue courte, de verres pour mieux voir les objets éloignés.

Le premier cas de guérison s'obtient presque toujours sur des personnes de l'âge de 15 à 40 ans, lorsque je parviens à guérir radicalement les maladies du corps qui ont fait naître et ont entretenu la maladie d'yeux. Au-dessus de l'âge de 40 ans, je parviens rarement à guérir le malade au point de se passer de lunettes entièrement.

Quand on reconnaît, dans le cours du traitement, que la vue est disposée à redevenir bonne, au point de repousser les lunettes,

on ne peut cesser le traitement avant que le
moment ne soit arrivé, où la vue se trouve
gênée, même par les verres plans. En cessant
le traitement avant l'époque que je viens de
mentionner, on privera l'œil d'un secours
dont il a encore besoin, et il en résultera que,
peu de temps après, le malade ressentira de
nouveau de la fatigue dans sa vue, en se livrant
aux travaux sérieux, qui, en raison de cette
fatigue, redeviendra promptement dans l'état
où elle était avant le commencement du traitement.

Dans le cas contraire, si le malade ne par-
vient pas à se passer de lunettes entièrement,
il faut continuer le traitement jusqu'au moment où la vue n'a pas réclamé, pendant dix
à quinze jours, de changements de verres. En
cessant plus tôt le traitement, le malade s'ex-
poserait à retomber, après quelques mois ou
quelques années, dans l'état primitif.

Lorsque la guérison est obtenue radicalement, une rechûte est absolument impossible.
Quelle que soit la maladie du corps qui puisse
survenir dans le cours de la vie, elle ne peut
avoir aucune influence fâcheuse pour la vue.
Les malades qui sont parvenus à voir très-bien
sans lunettes, ne sont jamais plus mis dans

la nécessité de les reprendre. Vingt années de pratique m'ont donné cette conviction, qui s'est encore fortifiée par une guérison que j'ai obtenue sur moi-même. Il y a neuf ans, je fus atteint d'un commencement d'amaurose bien prononcée. Au bout de quinze jours de traitement, ma vue est redevenue meilleure que jamais, et, depuis, elle n'a point changé. Du reste, chacun peut se convaincre par soi-même de la réalité de ce que j'avance, par les personnes guéries depuis deux années et trois mois de mon retour à Lyon. Ces personnes sont citées plus loin avec leur adresse.

CHAPITRE II.

EXAMEN DES MALADIES GÉNÉRALES DES YEUX QUI SURVIENNENT PENDANT LE COURS DE LA VIE.

Examinons brièvement les maladies générales des yeux qui se développent dans le cours de la vie. Je dis brièvement, parce que pour prouver l'exactitude de ma théorie, il me faudrait entrer dans des détails qui réclameraient beaucoup de temps et un ouvrage trop volumineux. En outre, en écrivant cette brochure, je n'ai d'autre but que de donner des avis généraux , et d'être compris de tout le monde.

Les maladies des yeux les plus fréquentes sont : la *cataracte* , *l'amaurose* , la *goutte-sereine* et *l'amblyopie*. La première peut être opérée quand elle a atteint sa maturité ; mais, le plus souvent , elle est compliquée d'amaurose : dans ce cas , l'opération chirurgicale ne produit aucun changement dans l'état de la vue. De plus , lorsque l'opération d'une belle cataracte (sans complication d'amaurose) a parfaitement réussi , l'opéré ne peut voir qu'avec des verres très-forts (des verres de loupe) , et sans eux , il ne peut que très-confusément distinguer les objets de près et de loin. Le malade , atteint d'une des trois autres maladies, n'a pas eu, jusqu'à présent, l'espérance de voir arrêter les progrès de son mal.

Examinons maintenant la manière dont se forment les quatre maladies citées plus haut.

La Cataracte.

La Cataracte se forme en général, d'abord dans un œil, et le rend peu-à-peu aveugle. Au bout de quelques mois , et quelquefois seulement après quelques années, l'œil opposé devient à son tour malade et finit comme son partenaire. Ces deux cataractes sont, pour la plupart, très-favorables à l'opération. Cependant, il arrive quelquefois que la Cataracte se forme spontanément dans un œil et le rend aveugle presque subitement. Dans ce cas, il se passe souvent plusieurs années avant que l'œil opposé devienne malade. Pendant le développement de la maladie de cet autre œil, et même après complète cécité, on y voit rarement de traces de cataracte : c'est presque toujours une amaurose qui s'y est formée. Ces sortes de cataractes sont toujours compliquées d'amaurose, et, par cette raison, défavorables à l'opération. Lorsque la Cataracte se forme aux deux yeux à la fois, elle est également presque toujours compliquée d'amaurose. Dans ce cas, c'est presque toujours l'amaurose qui précède la formation de la Cataracte.

L'Amaurose.

L'Amaurose se forme chez des personnes au-dessus de l'âge de 40 ans, toujours aux deux yeux à la fois, et chez des personnes au-dessus de cet âge; elle se forme ordinairement de la même manière que la Cataracte.

D'abord, dans un œil qui devient peu-à-peu aveugle, au bout de quelques mois, ou de quelques années, l'œil opposé devient malade à son tour et finit comme son partenaire (1). Mais il arrive aussi que l'Amaurose entre subitement et frappe un œil ou les deux yeux à la fois comme un coup de foudre. Dans ce cas, si l'individu est presbyte, les deux yeux sont frappés d'aveuglement sur l'heure. Si elle frappe seulement un œil, l'autre, à raison de la privation subite de son partenaire, se trouble et se fatigue en lisant et en écrivant, et devient promptement amaurotique.

Si l'individu est myope, l'Amaurose frappe rarement les deux yeux à la fois, et il arrive encore plus rarement que les yeux deviennent aveugles sur le coup. En général, elle frappe un œil, qui devient sur le coup malade au point que l'individu frappé s'aperçoit subitement d'un trouble qui lui obscurcit la vue, et, de ce moment, il ne peut plus ni lire ni écrire, sans éprouver de grandes fatigues, et ne peut non plus bien voir de loin avec ses lunettes. Les progrès de cette affection sont

(1) Il arrive quelquefois que l'Amaurose se forme dans un œil et le rend peu-à-peu aveugle, sans néanmoins que le malade s'en aperçoive : le hasard seul lui fait faire cette découverte.

ordinairement lents. La maladie que je viens de décrire ne se déclare que pendant le jour, lorsque le temps est très-clair, et pendant le temps que l'individu est occupé de la lecture. Cette maladie se déclare le plus souvent au-dehors de la maison, en lisant dans un jardin ou à la promenade, tandis que le soleil tombe sur le livre qu'on lit.

La Goutte-Sereine.

Cette affection se forme presque toujours spontanément aux deux yeux à la fois. Pourtant, il arrive quelquefois qu'elle ne se déclare que dans un œil : dans ce cas, l'œil opposé est en même temps atteint d'une amaurose. Les progrès de ces maux se font presque toujours très-rapidement, surtout dans le premier cas. Très-souvent, les yeux sont entièrement aveugles, trois mois après l'apparition de la maladie.

L'Amblyopie.

L'amblyopie se forme presque toujours aux deux yeux à la fois, et les progrès de ce mal sont souvent très-lents.

La cataracte, vulgairement dite la belle cataracte, se forme rarement chez des sujets au-dessous de quarante ans. La goutte sereine, je ne l'ai remarquée que chez des personnes de vingt-cinq à cinquante ans. L'amaurose et l'amblyopie se forment à tout âge. Quand ces deux dernières affections se forment chez des jeunes gens au-dessous de quarante ans, le malade ne s'aperçoit d'abord que d'une faiblesse de la vue (la vue se fatigue en lisant et en écrivant), et la grande clarté du jour et celle de la lumière de la lampe, ou tout autre appareil d'éclairage le fatiguent. Dans ce cas, il se passe souvent plusieurs années sans que la maladie fasse des progrès sensibles; mais il arrive toujours que la vue devient tout-à-coup mauvaise, au point que le malade se trouve dans l'impossibilité de lire ou d'écrire, même avec le secours des lunettes qu'il peut se procurer chez les opticiens. Ainsi, la grande clarté du jour et la lumière du soir lui deviennent en même temps très-gênantes. Lorsque l'amaurose et la goutte sereine se forment chez des personnes au-dessus de l'âge de quarante ans, ces personnes ont presque toujours ressenti, plusieurs années avant que leurs maladies ne se soient déclarées, une faiblesse de la vue qui ne leur permettait pas de lire sans l'aide des lunettes.

Quand le malade est atteint d'une myopie, il a déjà porté des lunettes de longues années avant que sa maladie ne se soit déclarée, pour mieux voir les objets éloignés.

D'après les observations qui précèdent, il est évident pour moi, que si l'opticien pouvait acquérir la science nécessaire pour être en état de composer les verres de la façon que chaque œil eut le verre à raison de sa vue, enfin, que les personnes qui feront usages de ces lunettes fassent de leur part, attention de ne se servir d'elles, que pour l'usage auxquelles les lunettes leur ont été destinées , on empêchera presque toujours , chez les personnes au-dessus de l'âge de quarante ans, non seulement la formation de la cataracte , de l'amaurose et de l'amblyopie , mais encore les progrès de la faiblesse de la vue, comme celui de la myopie.

De plus , chez les jeunes gens de l'âge de douze à vingt ans, qui sont myopes, on parviendra souvent à allonger beaucoup leur vue, et quelquefois à les guérir au point de voir très-bien de loin à l'œil nu.

CHAPITRE III.

LA CAUSE QUI FAIT QUE LA PLUPART DES MALA-
DIES D'YEUX, ET SURTOUT CELLES QUI DEVIEN-
NENT TOUJOURS FUNESTES AUX PERSONNES QUI
EN SONT ATTEINTES, ONT RÉSISTÉ JUSQU'A CE
JOUR A TOUT TRAITEMENT MÉDICAL.

La cataracte compliquée d'amaurose, l'a-
maurose, la goutte-sereine et l'amblyopie, ne
se produisent que par des maladies du corps,
qui les entretiennent et conduisent le malade
à l'aveuglement. Voici la preuve de ce que je
viens d'avancer : avant que le malade ne s'a-
perçoive qu'il est atteint d'une des maladies
d'yeux que je viens de citer, il a déjà ressenti,
depuis plusieurs années, de la constipation
compliquée d'épanchement de sang vers la
tête; ou de la constipation qui dure quelques
mois, et cesse pour faire place à une diarrhée
qui dure également quelques mois. Dans ce
cas, le malade souffre toujours de l'un ou de
l'autre mal, ou de la diarrhée seule. Les personnes atteintes d'un de ces deux derniers
maux, ont presque toujours une mauvaise digestion, souffrent souvent de rhumatismes, qui

se compliquent quelquefois de la maladie de la rate et presque toujours de maux de tête, qui sont souvent très-violents. D'après ces réflexions, on voit clairement que ce n'est pas, comme on l'a cru jusqu'ici, que ce soit les humeurs qui produisent les maladies des yeux mentionnées plus haut, mais bien la maladie des intestins. Par suite de ces observations, on concevra facilement que les cautères, les vésicatoires, les sétons, les mouches et les sangsues, dont on se sert pour guérir les maladies d'yeux, doivent, au contraire, contribuer à irriter les organes et conséquemment aggraver le mal. Aussi, m'est-il impossible d'obtenir la moindre amélioration, si le malade conserve un cautère, un vésicatoire ou un séton. Quant aux maladies du corps, nommées plus haut, lorsqu'elles sont devenues chroniques, elles n'ont cédé jusqu'à présent à aucun traitement pharmaceutique.

En considérant attentivement ce que je viens d'avancer, on se convaincra facilement qu'on n'avait connu, avant moi, aucun moyen pour combattre la plupart des maladies d'yeux qui surviennent dans le cours de la vie.

Jetons à présent un coup-d'œil sur ma méthode.

Examinons d'abord la cause de l'existence de la faiblesse de la vue.

La faiblesse de la vue est causée par les organes de l'œil qui deviennent faibles, et ne peuvent se mouvoir aussi bien que dans leur état normal. Le ralentissement des mouvements des organes, met l'œil hors d'état de recueillir par lui-même, autant de rayons d'extérieur qui lui sont nécessaires pour le faire bien voir ; plus ces organes sont faibles, plus leur mouvement est difficile et moins il s'introduit dans l'œil des rayons à la fois. Quand la vue devient malade, il s'y ajoute quelquefois un dérangement des organes dans l'intérieur de l'œil. (Les organes changent de place, ou s'enflent par la trop grande abondance de sang qui s'y est amassé), et à l'extérieur, des panus, des taies et très-souvent des peaux non visibles à cause de leur finesse, etc., etc. Ces obstacles rendent le mouvement des organes encore plus difficile et empêchent l'œil de faire entrer et sortir les rayons en ligne directe. De là, viennent le brouillard et le trouble dont le malade s'aperçoit, lorsqu'il est atteint d'une de ces maladies d'yeux mentionnées plus haut.

Les verres de lunettes, dont je fais faire

usage dans le traitement, ont deux qualités essentielles. D'abord, quand on les choisit d'un foyer proportionné à la faiblesse de la vue de chaque œil, ils fournissent justement pour chacun d'eux, autant de rayons que leur faiblesse empêche d'en recueillir par eux-mêmes. La surabondance des rayons s'introduit dans l'œil en ligne directe, malgré les obstacles qu'elle y rencontre et force les organes dérangés de se remettre à leur place. Par cette raison, le malade est mis par ces verres en état de voir, aussi bien qu'on peut voir, avec un bon œil, sans éprouver la moindre impression désagréable. En second lieu, ces verres ont la propriété de ramasser de l'électricité dans l'atmosphère et de la diriger ensuite sur l'œil, en même temps qu'ils livrent passage aux rayons lumineux. Cette électricité dissout et dissipe les matières étrangères qui se sont ramassées à l'intérieur et à l'extérieur de l'œil ; de là, elle se répand sur toutes les autres parties malades du corps, qui ressentent son action bienfaisante. A ce traitement par des verres de lunettes, j'ajoute des purgatifs, consistant en sel de Glauber et un régime doux et substantiel. Le sel de Glauber a pour but de nettoyer et de débarrasser les

intestins du trop de matières qui s'y sont ramassées, et de purifier le sang. Le régime a
pour but, de donner de la vigueur aux intestins malades et affaiblis, afin de les mettre
en état de mieux fonctionner. Ainsi, d'après
ma méthode, les yeux et toutes les parties
malades du corps sont traités à la fois, et en
même temps. Un traitement aussi énergique
ne peut manquer de produire promptement
des résultats favorables ; aussi arrive-t-il que
le malade éprouve presque toujours, après
quelques jours de traitement, une amélioration sensible dans tout son être, comme dans
l'état de sa vue. Ce bien continue jusqu'à
complète guérison.

Il est absolument impossible de prouver
matériellement que les verres de lunettes ont
la propriété de ramasser, dans l'atmosphère,
de l'électricité, et de la diriger sur l'œil pendant qu'ils livrent passage aux rayons lumineux. Cependant, si on considère attentivement les cas de guérison, mentionnés au cha-
pitre suivant, cas obtenus sur toutes sortes de
maladies des yeux et du corps, on doit être
persuadé que les verres de lunettes, en outre
de la vertu qu'ils ont de fournir à l'œil la

lumière nécessaire pour le faire bien voir,
doivent posséder encore d'autres propriétés,
pour guérir les maux d'yeux comme ceux du
corps ; car il est presque impossible de croire
que le sel de Glauber puisse avoir une propriété assez étendue pour guérir par lui seul
tous ces maux.

CHAPITRE IV.

GUÉRISONS OPÉRÉES A LYON DEPUIS DEUX ANS ET TROIS MOIS.

Pour ne pas fatiguer le lecteur, je ne ci-
terai que des guérisons obtenues sur des personnes atteintes de maladies d'yeux, remar-
quables par leur gravité comme de celles des
maladies du corps dont elles ont été compliquées.

OBSERVATION I.

M. Vincent, âgé de 19 ans, fils de M. Vincent, négociant, à Vienne (Isère), rue du
Chemin-neuf ; atteint d'une amaurose. Le
malade ne pouvait pas supporter la grande
clarté du jour, ni celle de la lumière artificielle,

celle du gaz surtout le fatiguait excessivement. En outre, M. Vincent était très-constipé et sa santé était très-altérée. Lorsqu'il se mit entre mes mains, il y avait deux années qu'il ne pouvait se livrer à aucune occupation sérieuse.

M. Vincent fut guéri radicalement de tous ses maux; la vue est redevenue bonne au point qu'il lit très-bien à l'œil nu.

OBSERVATION II.

M. Jarrin, négociant, rue Vieille-Monnaie, 37, atteint d'une amaurose. Le malade souffrait d'une constipation et de maux de tête.

Quand j'ai commencé le traitement, l'amaurose de l'œil droit était avancée au point, que le malade ne voyait plus de cet œil que très-confusément.

M. Jarrin, fut guéri de tous ses maux, la vue des deux yeux est redevenue très-bonne.

OBSERVATION III.

M. Louis Coste, ancien négociant, quai des Augustins, 81, atteint d'une amaurose, compliquée d'inflammation des yeux et des paupières. En commençant le traitement, l'œil droit était frappé d'une cécité complète et la vue de l'autre œil était très-faible.

M. Coste fut guéri radicalement de l'amaurose et de l'inflammation.

Trois mois après que le traitement a été terminé, M. Coste fut frappé d'une apoplexie dans l'œil droit qui s'enflammait excessivement. Il ne se mit entre mes mains qu'un mois après que l'œil eut été frappé, et il fut guéri de nouveau.

OBSERVATION IV.

Madame Palus, rue de l'Arbre-Sec, 34, atteinte d'une amaurose. La malade avait la vue mauvaise depuis son enfance et quand j'ai commencé le traitement, il y avait sept ans qu'elle ne pouvait plus se livrer à aucune occupation sérieuse. En outre, elle souffrait de la constipation et de maux de tête.

Madame Palus fut guérie de tous ses maux.

OBSERVATION V.

M. Galevardin, étudiant en médecine, âgé de 21 ans, fils de M. Galevardin, marchand de chevaux, à Saint-Priest (Isère), demeurant à Lyon, place des Célestins, 2; atteint d'une amaurose. Le malade ne pouvait pas supporter la grande clarté du jour, et la lumière artificielle le fatiguait excessivement. Il souffrait également d'une constipation très-obstinée. Lorsque j'ai commencé le traitement, il y avait trois ans que M. Galevardin ne pouvait plus se livrer à aucune occupation sérieuse.

M. Galevardin fut guéri radicalement de de tous ses maux.

OBSERVATION VI.

M. Morel, professeur de littérature française, demeurant place du Plâtre, 10; atteint d'une amaurose. Il souffrait depuis plusieurs années de la constipation et de différentes maladies du corps.

M. Morel fut guéri de tous ses maux. La vue est redevenue bonne au point qu'il lit très-bien maintenant sans l'aide de lunettes.

OBSERVATION VII.

M. Camille Barujon, âgé de dix-sept ans, de Lacenas, département du Rhône, demeurant à Vaise, chez M. Marion; atteint d'un commencement d'amaurose, compliquée d'une inflammation d'yeux. Le malade ne pouvait pas supporter le grande clarté du jour et souffrait de la constipation. Lorsqu'il se mit entre mes mains, il y avait huit mois qu'il ne pouvait plus se livrer à aucune occupation sérieuse.

M. Barujon fut guéri de tous ses maux. La vue est redevenue bonne, au point qu'il lit très-bien à l'œil nu.

ODSERVATION VIII.

M. l'abbé, B. Bourgeat, directeur en chef du pensionnat d'Oullins; atteint d'un commencement d'amaurose. Le malade avait une mauvaise digestion, il souffrait constamment de maux de tête, de rhumatismes, d'une maladie de rate et de la diarrhée.

M. Bourgeat fut guéri de tous ses maux. La vue est redevenue bonne, au point qu'il lit très-bien à l'œil nu.

OBSERVATION IX.

Mademoiselle de Seussel, cadette, demeurant à Belley, département de l'Ain, atteinte d'une amaurose. Lorsqu'elle se mit entre mes mains, la vue de l'œil gauche était si mauvaise, que la malade ne voyait que très-peu de cet œil, et il y avait déjà trois années qu'elle ne pouvait plus se livrer à aucune occupation sérieuse. En outre, elle souffrait d'une constipation et sa santé était altérée au point que le teint de la malade avait tourné au jaune.

Mademoiselle de Seussel fut guérie de tous ses maux, sa santé est redevenue très-bonne.

OBSERVATION X.

Mademoiselle Valentine Vacha, aînée, demeurant à Gex, atteinte d'une amblyopie amérotique. Lorsque cette personne se mit entre mes mains, il y avait déjà quelques années qu'elle ne pouvait plus se livrer à aucune occupation sérieuse. En outre, elle souffrait de la constipation, de maux de tête et de rhumatismes.

Mademoiselle Vacha fut guérie radicalement de tous ses maux.

OBSERVATION XI.

Mademoiselle Sophie Vacha cadette, demeurant à Gex, atteinte d'une cataracte compliquée d'amaurose. Lorsque j'ai commencé le traitement, il y avait déjà quelques années que cette malade ne pouvait plus se livrer à aucune occupation sérieuse. En outre, elle souffrait d'une maladie de larynx, d'une maladie de la rate, de rhumatismes, de la constipation, et constamment de maux de tête.

Mademoiselle Vacha fut guérie radicalement de tous ses maux.

OBSERVATION XII.

Mademoiselle Louise Masson , nièce de mademoiselle Vacha , demeurant à Gex , atteinte d'une amaurose. La malade souffrait de la constipation et de différentes autres maladies du corps.

Mademoiselle Masson fut guérie de tous ses maux.

OBSERVATION XIII.

Mademoiselle Clément-Seussel aînée , demeurant à Belley , département de l'Ain , atteinte d'une amblyopie. Lorsque la malade se mit entre mes mains , sa vue était dans l'état suivant : cécité complète de l'œil droit , et la vue de l'œil gauche était si mauvaise , qu'elle ne pouvait se livrer à aucune occupation sérieuse, depuis trois à quatre années. En outre, elle souffrait constamment de maux de tête et de douleurs dans le globe de l'œil droit , ainsi que de coliques et de la diarrhée.

Dès les premiers trois mois du traitement, la vue est redevenue bonne au point que le malade put lire de son œil droit un gros caractère, et avec les deux yeux ensemble, tous les caractères, pendant le jour, comme à la lumière. Mademoiselle de Seussel fut atteinte alors d'une fluxion dans la figure, du côté droit ; cette nouvelle affection nécessita une suspension de traitement de quinze jours. Un mois après, mademoiselle de Seussel fut de nouveau atteinte d'une fluxion du même côté, qui réclamait encore une suspension de traitement de quinze jours. Un mois plus tard, elle fut de nouveau attaquée d'une fluxion à la figure, du côté gauche. Lorsque celle-ci fut guérie, l'œil gauche était devenu sensible au point qu'il nécessita une suspension de traitement. J'ai donné alors à mademoiselle de Seussel une paire de lunettes ; avec lesquelles elle pouvait lire un beau caractère pendant une heure par jour, et faire ses correspondances. J'ai revu mademoiselle de Seussel au commencement du mois d'octobre dernier ; elle était beaucoup mieux. J'ai pu alors lui donner d'autres verres, avec lesquels elle pût lire pendant le jour tous les caractères, et le soir, à la lumière, un beau caractère. J'espère, par un nouveau changement de verres, que sa vue réclamera un peu plus tard, que mademoiselle de Seussel sera mise en état de lire très-bien tous les caractères, le jour aussi bien qu'à la lumière. La vue que mademoiselle de Seussel a acquise à son œil droit s'est non-seulement conservée, mais elle s'est encore améliorée depuis la cessation de traitement.

OBSERVATION XIV.

M. Giraud, âgé de 23 ans, étudiant en droit, fils de M. Giraud, négociant en vin, à Vaise, place du Marché, 2, atteint d'une amaurose.

Lorsque le malade s'est mis entre mes mains, il y avait huit mois qu'il ne pouvait plus s'occuper de travaux sérieux ; la vue de son œil gauche était devenue si mauvaise, qu'il ne pouvait plus lire de cet œil. En outre, il souffrait de la constipation et d'autres maladies du corps.

M. Giraud fut guéri au point de voir très-bien des deux yeux.

OBSERVATION XV.

M. Salegan, âgé de 14 ans, fils de M. Salegan, propriétaire, place St-Michel, 6, atteint de myopie compliquée d'un commencement d'amaurose. La vue de M. Salegan était devenue très-courte, et le malade se fatiguait beaucoup en s'occupant de travaux sérieux. Il souffrait également de la constipation.

M. Salegan fut guéri de tous ses maux. Sa vue était redevenue étendue au point qu'il lisait, à une distance de seize pouces, un caractère ordinaire, et il a conservé des lunettes pour voir les objets éloignés. Depuis cette époque, la vue de M. Salegan s'est allongée beaucoup, pour la lecture comme pour voir les objets éloignés, et elle réclamait, à raison de cette amélioration, au mois d'octobre, des verres moins forts.

OBSERVATION XVI.

Madame Chanteron, propriétaire, place Bellecour, 10, atteinte d'une amaurose. Lorsqu'elle se mit entre mes mains, il y avait plusieurs années qu'elle ne pouvait plus se livrer aux travaux sérieux et ne pouvait supporter la moindre clarté du jour et de la lumière. En outre, elle avait constamment de maux de tête et souffrait de rhumatismes.

Madame Chanteron fut guérie radicalement de tous ses maux.

OBSERVATION XVII.

M. Warnery-Dobler, âgé de 35 ans, directeur de la filature, à Teney, département de
l'Ain , atteint de myopie compliquée d'un
commencement d'amaurose. En commençant
le traitement , les yeux et la vue étaient dans
l'état suivant : L'œil gauche louchait depuis la
plus tendre enfance du malade. La prunelle
était tout-à-fait fixe dans la direction du nez,
et le malade ne voyait de cet œil que bien peu
et seulement d'un seul côté. La vue de l'œil
droit était devenue faible au point que M.
Warnery ne pouvait se livrer à aucune occupation sérieuse, sans éprouver de grande fatigue. Trois années avant de se mettre entre
mes mains , il avait été atteint de douleurs
nerveuses au tempe droit et à l'œil , du même
côté. Ces douleurs le tourmentaient constamment. A ces maux, s'ajoutaient encore des maux
de tête et une constipation très-opiniâtre.

M. Warnery a été guéri de tous ses maux.
L'œil gauche est revenu presque dans son état
naturel ; il voit un peu dans toutes les direc-
tions et suit les mouvements de l'autre œil. Les
douleurs ont entièrement disparu.

OBSERVATION XVIII.

M. Duhamel, colonel en retraite, quai d'Occident, 1, atteint de myopie compliquée d'amaurose et d'inflammation de paupières.

Vingt années avant que le malade se fût mis entre mes mains, une balle lui était entrée au-dessous et tout près de l'œil droit, et était sortie au tempe, du même côté. Depuis cette époque, l'œil droit était très-saillant et entièrement aveugle. Depuis deux années, la vue de M. Duhamel est devenue mauvaise au point qu'il ne pouvait plus se livrer à aucune occupation sérieuse, sans éprouver de grandes fatigues. Il souffrait constamment de maux de tête.

M. Duhamel fut guéri de tous ses maux. L'œil droit est entièrement rentré dans son orbite, et il voit à présent un peu avec cet œil.

OBSERVATION XIX.

M. Guillard, notaire à Villeurbanne, atteint d'un commencement d'amaurose. M. Guillard fut frappé d'apoplexie à l'œil droit. Cet accident rendit cet œil aveugle sur le coup. L'aveuglement, survenu subitement à l'œil droit, fut cause que l'autre œil se troubla au point que le malade ne pouvait ni lire, ni écrire, sans éprouver de grandes fatigues.

J'ai commencé le traitement le 5 janvier 1843, et M. Guillard fut guéri au bout de trois mois. L'œil droit a recouvré la vue au point que M. Guillard peut lire de cet œil un très-gros caractère.

J'ai cité ce cas de guérison, que j'ai opérée pendant mon premier séjour à Lyon, par la raison que je n'ai pas rencontré un cas semblable, depuis mon retour.

CONCLUSION.

En examinant les cas de guérison que je viens de mentionner, on arrivera aux conséquences suivantes :

1º Que la plupart des malades ont été atteints des maladies d'yeux les plus graves qui puissent survenir dans le cours de la vie ; que toutes ces personnes , excepté M. Salegan , avaient suivi , depuis long-temps, avant qu'elles se fussent mises entre mes mains, des consultations des meilleurs médecins de France ; que les malades qui avaient déjà un œil presque entièrement perdu, ont guéri au point de voir pour lire et écrire avec cet œil ; que ceux qui avaient un œil entièrement aveugle , ont recouvré un peu de vue dans le même œil ; enfin, que les personnes guéries ont non-seulement conservé tout ce qu'elles avaient gagné par le traitement, mais encore, depuis que j'ai cessé de leur donner mes soins, leur vue s'est constamment améliorée, à l'aide des dernières lunettes dont elles continuent l'usage.

2° Les guérisons opérées sur M. Warnery et M. Duhamel (17ᵉ et 18ᵉ cas de guérison) ne peuvent laisser aucun doute sur l'influence extraordinaire des verres de lunettes sur l'œil. Chez M. Warnery, ils ont redressé l'œil gauche, qui louchait depuis la plus tendre enfance du malade, et chez M. Duhamel, ils ont fait rentrer l'œil droit dans son orbite, qui était très-saillant depuis vingt années. De plus, M. Warnery a été guéri par eux de douleurs nerveuses, au tempe droit et à l'œil du même côté, douleurs qui avaient résisté à tout autre traitement.

Ces deux cas de guérison sont également des preuves incontestables de ce que j'ai avancé, page 20, que mes verres de lunettes ont la propriété de conduire les rayons dans l'œil en ligne directe, malgré les obstacles qu'ils rencontrent, soit sur son extérieur, soit dans son intérieur.

3° Tous ceux qui se sont soumis à mon traitement, et dont la santé était plus ou moins altérée, ont été, sans aucune exception, parfaitement guéris des maladies du corps dont ils étaient affectés avant que je leur donnasse mes soins ; et la guérison de celles-ci a toujours précédé la guérison complète des maladies des yeux ;

4° Tous les malades ont ressenti, dès les premiers jours du traitement, une amélioration très-sensible, soit aux yeux, soit dans les autres parties malades du corps. Pendant ce même temps, l'individu a été presque toujours radicalement guéri de l'inflammation des yeux, de la photophobie (de ne pouvoir supporter la grande clarté du jour et de la lumière), et des douleurs qu'il éprouvait dans l'intérieur du globe de l'œil et dans la tête ; et peu à peu les fonctions des intestins sont redevenues dans leur état normal. Enfin, depuis le commencement du traitement jusqu'à guérison complète, les malades ont éprouvé une amélioration constamment progressive, dans l'état des yeux, et dans celui du corps ; même ceux dont le traitement a duré le plus longtemps. De plus, personne n'a jamais éprouvé le plus léger inconvénient du traitement, soit à son début soit pendant tout le cours de sa durée.

Lyon.—Imprimerie de Léon BOITEL, quai St-Antoine, 36.

9 782329 150659